中国HR阳性HER2阴性晚期乳腺癌患者生存现状蓝皮书

2024年

主编 · 吴炅

组编单位
国家卫生健康委卫生发展研究中心
中国抗癌协会整合乳腺癌委员会
北京中康联公益基金会

上海科学技术出版社

图书在版编目（CIP）数据

中国HR阳性HER2阴性晚期乳腺癌患者生存现状蓝皮书：2024年 / 吴炅主编. -- 上海：上海科学技术出版社, 2025. 4. -- ISBN 978-7-5478-7104-1

Ⅰ. R737.9

中国国家版本馆CIP数据核字第2025N6H782号

中国 HR 阳性 HER2 阴性晚期乳腺癌
患者生存现状蓝皮书（2024 年）

主编　吴　炅

上海世纪出版（集团）有限公司
上海科学技术出版社　出版、发行
（上海市闵行区号景路159弄A座9F-10F）
邮政编码201101　www. sstp. cn

开本 890×1240　1/32　印张 2.125
字数 50千字
2025年4月第1版　2025年4月第1次印刷
ISBN 978-7-5478-7104-1 / R·3237

编委会

主　　编　吴　炅　复旦大学附属肿瘤医院

副 主 编　耿翠芝　河北医科大学第四医院

王海波　青岛大学附属医院

主要执笔专家　杨犇龙　复旦大学附属肿瘤医院

编　　委（按姓氏拼音排序）

陈益定　浙江大学医学院附属第二医院

胡夕春　复旦大学附属肿瘤医院

厉红元　重庆医科大学附属第一医院

牛钊峰　运城市妇幼保健院

欧阳取长　湖南省肿瘤医院

孙正魁　江西省肿瘤医院

佟仲生　天津市肿瘤医院

王　殊　北京大学人民医院

青年编委（按姓氏拼音排序）

程　巧　重庆医科大学附属第一医院
高学强　青岛大学附属医院
胡哲煜　湖南省肿瘤医院
马林晓曦　复旦大学附属肿瘤医院
沈　泳　浙江大学医学院附属第二医院
唐　牧　江西省肿瘤医院
汪　旭　天津市肿瘤医院
王昊绮　河北医科大学第四医院
谢　菲　北京大学人民医院

组编单位　国家卫生健康委卫生发展研究中心
中国抗癌协会整合乳腺癌委员会
北京中康联公益基金会

自 序

在医学的长河中，乳腺癌作为全球女性最常见的恶性肿瘤之一，其治疗和研究一直是全球医疗领域关注的重点。随着医疗技术的不断进步，乳腺癌患者的生存预后得到了很大的改善。即便如此，对于HR+/HER2−晚期乳腺癌患者治疗的复杂性和挑战依然存在，这促使我们不断探索更为有效的治疗方案和管理模式，尤其是患者生活质量方面。

本书（简称蓝皮书）旨在全面梳理和分析中国HR+/HER2−晚期乳腺癌的治疗现状，特别强调患者治疗过程中的治疗体验与生活质量。我们将从流行病学、治疗模式、患者生活质量、药物经济负担等多个维度进行深入探讨，以期为临床医生、政策制定者等社会各界，提供全面、客观的数据支持和决策参考，共同推动乳腺癌防治工作的进步。

在编写过程中，我们集聚了来自全国各地的专家和学者，他们凭借丰富的临床经验和深厚的学术背景，为蓝皮书的内容提供了坚实的科学基础。同时，我们也广泛征询了意见，确保蓝皮书的观点和建议能够反映多方的共识和期待。蓝皮书的第一部分从乳腺癌的流行病学出发，分析中国HR+/HER2−乳腺癌的发病趋势和特点。第二部分重点分析中国HR+/HER2−晚期乳腺癌的治疗现状，包括HR+/HER2−晚期乳腺癌的临床治疗模式、CDK4/6抑制剂在中西方患者人群治疗中的差异，以及CDK4/6抑制剂治疗进展后的诊疗路径；系统梳理中国在该领域的治疗实践与发展方向。第三部分聚焦于一项中国HR+/HER2−晚期乳腺癌患者安全性及生活质量的横断面研究结果，探讨治疗过程中的安全性及对患者生活质量的影响。第四部分总结分析了当前中国HR+/HER2−晚期乳腺癌患者的药物经济负担，评估治疗费用、医疗报销模式对患者及其家庭的影响。第五部分为总结与展望，提出了当前治疗中未满足的临床需求及对未来研究方向和治疗策略的展望，特别是科学评估“疗效”与“安全”，从而提高患者生活质量，帮助乳腺癌患者实现多维度的生存获益。

我们坚信，这本蓝皮书能够进一步促进乳腺癌治疗领域的交流与合作，提高临床医生对HR+/HER2−晚期乳腺癌的认识，最终为患者带来更好的治疗效果和更高的生活质量。让我们携手同行，在抗击乳腺癌的道路上不断前行。

吴　炅
复旦大学附属肿瘤医院
2025年1月

目 录

1 概述

1.1 HR+/HER2−乳腺癌流行病学

乳腺癌是全球女性最常见的恶性肿瘤之一。全球癌症统计数据显示，2022年新增癌症病例数达到2 000万例，死亡病例970万例。其中，新发乳腺癌病例约230万例（占新增病例数的11.6%），居新增癌症病例第二位；乳腺癌死亡病例约67万例（占死亡病例数的6.9%），居癌症死亡病例第四位[1]（图1）。在乳腺癌患者中，65%～70%的患者为激素受体（hormone receptor，HR）阳性和人表皮生长因子受体2（human epidermal growth factor receptor 2，HER2）阴性[2]。在过去40年间，乳腺癌发病率逐年上升。根据美国癌症协会公布的2010年至2019年的数据，乳腺癌发病率每年增加0.5%，其中早期乳腺癌和激素受体阳性乳腺癌的发病率增长尤为明显[3]。

美国国家癌症研究所监测、流行病学和最终结果（Surveillance，Epidemiology and End Results，SEER）数据库2010年的登记数据显示，HR+/HER2−乳腺癌的发病高峰年龄为75～79岁[4]。与欧美国家相比，中国乳腺癌患者的发病年龄较低，且确诊时通常具有更好的身体素质

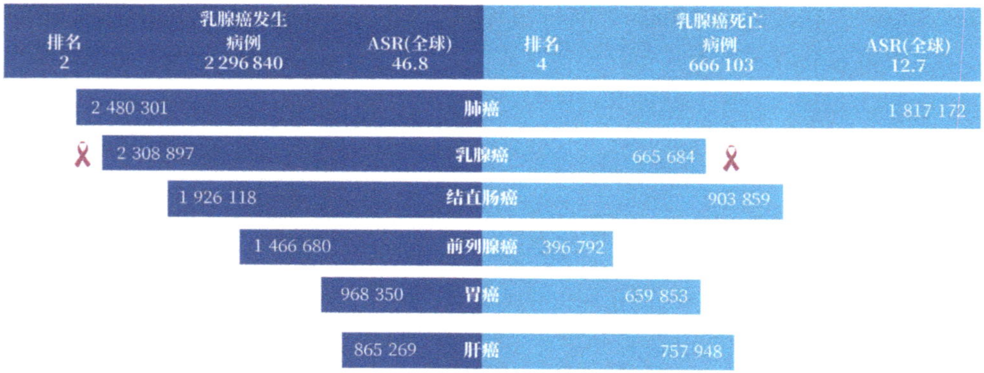

图1　2022年全球前六大癌症类型新诊断癌症病例和癌症死亡人数占比

和生活质量。有研究表明，HR+乳腺癌患者早期死亡风险远低于HR−乳腺癌患者[5]，这也意味着年轻的HR+乳腺癌患者可能会面临更长期的抗肿瘤治疗，因此更容易受到治疗相关不良反应的长期影响。此外，每年我国乳腺癌新发病例中，3% ~ 10%的患者在确诊时已发生远处转移[6]。另有约30%的早期患者最终发展为晚期乳腺癌[7]。HR+晚期乳腺癌患者的中位总生存时间为37个月[8]，在此期间，患者持续接受抗肿瘤治疗，相关不良反应也会导致生活质量不断下降。

1.2 患者生活质量与报告结局在临床治疗中的重要性

1.2.1 以“健康中国”为国家战略，对癌症患者生存质量高度重视

《健康中国行动（2019—2030年）》[9]中明确提出，将总体癌症5年生存率、癌症防治核心知识知晓率、高发地区重点癌种早诊率等纳入主要行动指标。2016年10月，中共中央、国务院印发的《“健康中国2030”规划纲要》[10]中强调，到2030年，要实现全人群、全生命周期的慢性病健康管理，总体癌症5年生存率提高15%。根据2019年中国临床肿瘤学会（Chinese Society of Clinical Oncology, CSCO）乳腺癌年会上公布的数据，我国乳腺癌患者的5年生存率已达83.2%，在过去10年间提高了7.3%（图2）。

中国抗癌协会乳腺癌专业委员会也积极推动乳腺癌诊疗规范化发展。随着《中国晚期乳腺癌规范诊疗指南（2022版）》[11]、《中国抗癌协会乳腺癌诊治指南与规范（2024版）》[12]等一系列乳腺癌领域相关指南的发布，乳腺癌筛查和诊疗领域的规范化发展得到了进一步提升。2009年至2018年期间，中国乳腺癌领域共进行了593项临床试验，其中50%为化疗药物试验，31%为靶向药物试验[13]。总之，在全面推进“健康中国行动”的战略背景下，我国在乳腺癌诊疗规范化发展和药物研发方面均取得了显著进展。然而，临床治疗中仍存在诸多问题，例如晚期乳腺癌患者由于疾病本身、心理和经济压力等原因导致生存质量不佳[11]，这些问题需要进一步探讨和解决。

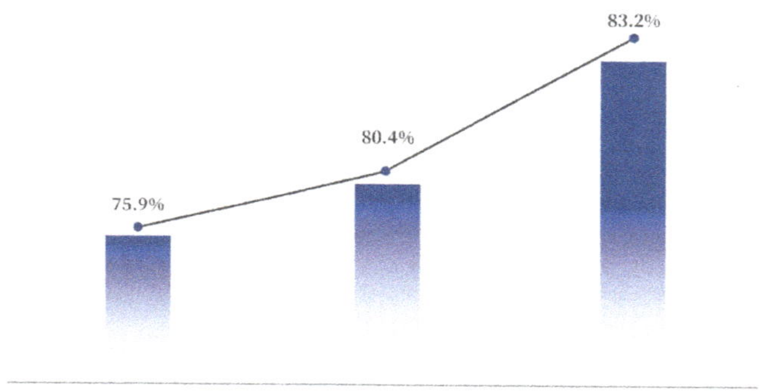

图2　中国乳腺癌5年生存率变化

1.2.2　患者报告结局愈受重视，成为实质获益考量因素之一

患者报告结局（patient reported outcomes，PRO）被定义为由患者直接提供的有关健康状况的报告，无需由临床医生或其他任何人解释[14]。这一概念能够捕捉传统评价指标（如总生存期、无进展生存期）无法全面反映的患者治疗体验、临床获益及抗肿瘤治疗对患者生活质量的影响。据统计，晚期乳腺癌患者5年生存率仅为20%[7]。在晚期乳腺癌的临床管理中，患者的主观感受往往能够更好地反映症状的严重程度及治疗对生活质量的影响。因此，对晚期乳腺癌患者的PRO进行评

估，能够增强医生对患者健康状况的理解，整体改善患者的护理质量[11]。国际上，欧洲肿瘤内科学会（European Society for Medical Oncology，ESMO）已将生活质量（quality of life，QoL）作为临床获益的核心考量因素之一；国内《中国晚期乳腺癌规范诊疗指南（2022版）》也指出，需准确收集患者报告结局信息，并结合其他临床评估方法，鼓励患者参与记录并报告症状；除了治疗相关不良反应外，其他不良反应如疼痛、记忆力下降、睡眠不足等也会对患者生活质量造成严重影响[11]。

1.2.3 西方国家PRO应用广泛，但中国PRO数据缺乏

近年来，PRO被广泛应用于临床效果评估、卫生技术评价、药品审批等领域。相较于中国，西方国家的PRO系统更为完善。早在2005年，欧洲药品管理局（European Medicines Agency，EMA）就已推荐在药品评价中使用健康相关生活质量（HRQoL）指标[15]。2006年，美国食品药品监督管理局（Food and Drug Administration，FDA）首次定义了PRO的临床概念，并且明确指出，药品试验报告中应包含患者自我报告的健康结果指标，从而奠定了PRO作为评价药物临床价值的重要指标的地位[16]。2008年，EMA发布了生物标志物专业资格审核项目，该项目使用了包括现有和新开发量表在内的健康结果测量工具[17, 18]；2009年，FDA将PRO纳入药品审评审批与监管政策[19]；2008—2012年 EMA审评通过的药品中，46%的疗效评价包含了PRO测量[20]；2016—2020年FDA审评通过的药品中，26%的疗效评价中包含了PRO测量[21]；2018年美国国

家癌症研究所（National Cancer Institute，NCI）发布共识，强调在各分子分型的转移性乳腺癌临床研究中，终点设计应兼顾疗效和PRO评价。国际上，PRO在乳腺癌患者中的应用也较为广泛。例如，一项纳入8项HR+/HER2−晚期乳腺癌患者随机对照试验的Meta分析显示，CDK4/6抑制剂治疗的不良反应主要为血液学和胃肠道不良反应，其中，最常见的3～4级不良反应是中性粒细胞减少[22]。考虑到晚期乳腺癌治疗的长期性，通过PRO测量来评估患者生活质量，能够一定程度上促进不良反应管理。当前，PRO测量的使用和分析在临床试验中尚不规范，其在临床实践中的实施效果也有待提高[23]。既往临床研究使用PRO量表来评估HR+/HER2−晚期乳腺癌患者的生活质量，常用的量表包括EORTC QLQ−C30、EORTC QLQ−BR23和FACT−B等[23, 24]。在MONALEESA−2研究中，瑞波西利联合来曲唑与安慰剂联合来曲唑的HRQoL基线评分相似；在第8周时，瑞波西利组与安慰剂组相比，疼痛症状评分减轻程度更大（分别为26%和15%）[25]。MONALEESA−3研究结果表明，与安慰剂组相比，瑞波西利联合氟维司群治疗能够维持绝经后HR+/HER2−晚期乳腺癌患者的HRQoL[26]。然而，中国在PRO理念的普及和应用上相对滞后。2021年12月，国家药品监督管理局药品审评中心（Center for Drug Evaluation，CDE）首次发布了关于PRO应用的指导原则，将PRO作为我国药品审评审批的重要指标之一，为合理使用PRO数据支持药品审评决策提供了指引[27]。因此，中国缺乏探究CDK4/6抑制剂治疗安全性影响及患者生活质量需求的真实世界研究证据，值得进一步探索。

2　中国 HR+/HER2–晚期乳腺癌治疗现状

2.1　HR+/HER2–晚期乳腺癌一线标准治疗

乳腺癌治疗模式的不断革新在很大程度上改善了患者的总体生存状况和预后。细胞周期蛋白依赖性激酶4/6（cyclin dependent kinase，CDK4/6）抑制剂获批及应用改变了HR+/HER2–晚期乳腺癌的临床治疗模式，患者生存状况也获得了突破性改善。国内外指南均推荐CDK4/6抑制剂联合内分泌治疗作为HR+/HER2–晚期乳腺癌首选治疗方案[12, 28, 29]。相关临床研究证实CDK4/6抑制剂联合芳香化酶抑制剂（aromatase inhibitor，AI）可作为绝经后HR+/HER2–晚期乳腺癌患者的一线治疗方案[30–33]。既往内分泌治疗失败的人群二线治疗可选择CDK4/6抑制剂联合氟维司群[34]。

2.2　CDK4/6抑制剂治疗的中西方差异

2.2.1　中西方治疗率差异

美国真实世界研究显示，在2015年至2021年期间，共有313 978例晚期乳腺癌患者接受了一线治疗，其中，2015年接受CDK4/6抑制剂联合治疗的患者比例仅为20%，到2021年显著提高至53%[35]。根据中国的临床调研报告，2022年HR+/HER2−晚期乳腺癌患者一线治疗中使用CDK4/6抑制剂联合治疗的比例仅25%，到2023年这一比例提高至50%，2024年这一比例为52%。这提示CDK4/6抑制剂联合治疗在中国临床实践中的接受度和应用范围正在逐步扩大。

2.2.2　中西方人群安全性表现

目前国内已有四款用于治疗乳腺癌的CDK4/6抑制剂上市，分别是达尔西利、瑞波西利、阿贝西利和哌柏西利。研究表明，CDK4/6抑制剂在亚裔人群和全球人群（涵盖欧美国家、日本和韩国等）中表现出不同的安全性特征，可能与遗传背景、环境因素及医疗实践差异有关。此外，多项CDK4/6抑制剂相关临床研究结果也表明，亚裔人群报告的中性粒细胞减少的发生率高于全球（表1），亚裔/中国人群的ALT/AST升高总体发生率也高于全球人群（表2）。

2.2.3　不同CDK4/6抑制剂具有不同安全谱

不同CDK4/6抑制剂治疗HR+/HER2−晚期乳腺癌展示出不同的不良反应谱。相关研究中，哌柏西利与瑞波西利最常见的不良反应为中性粒细胞减少，此外，瑞波西利还会增加心脏毒性风险；阿贝西利最常见的不良反应是腹泻，3级腹泻发生率为9%。既往一项纳入了7项RCT研究、

表1　全球和亚裔人群中不同CDK4/6抑制剂中性粒细胞减少发生率

CDK4/6抑制剂	中性粒细胞减少			
	全球人群		亚裔人群	
	总体	≥3级	总体	≥3级
哌柏西利	79.5%～82.1%	64.6%～68.4%	85.7%～95.4%	84.5%～91.8%
瑞波西利	69.6%～78.0%	53.4%～65.0%	86.6%	78.0%
阿贝西利	41.3%～46.0%	18.6%～28.2%	57.8%～80.8%	23.9%～44.5%
达尔西利	—	—	97.9%～99.0%	84.2%～85.8%

注：—，无数据

表2　全球和亚裔/中国人群中不同CDK4/6抑制剂ALT/AST升高发生率

CDK4/6抑制剂	ALT升高				AST升高			
	全球人群		亚裔/中国人群		全球人群		亚裔/中国人群	
	总体	≥3级	总体	≥3级	总体	≥3级	总体	≥3级
哌柏西利	4.0%	2.0%	33.3%	4.8%	4.0%	3.0%	34.5%	3.6%

（续　表）

CDK4/6抑制剂	ALT升高				AST升高			
	全球人群		亚裔/中国人群		全球人群		亚裔/中国人群	
	总体	≥3级	总体	≥3级	总体	≥3级	总体	≥3级
瑞波西利	7.0%～15.2%	5.0%～9.3%	—	—	8.0%～15.0%	4.0%～5.0%	—	—
阿贝西利	17.4%	6.1%	32.4%～34.6%	5.9%～13.7%	16.8%	8.3%	32.4%～34.6%	4.4%～8.8%
达尔西利	—	—	22.1%～27.9%	0.4%～0.7%	—	—	28.3%～31.1%	1.7%

注：ALT，丙氨酸氨基转移酶；AST，天冬氨酸氨基转移酶；—，无数据

共4 415名HR+/HER2−晚期乳腺癌患者的Meta分析显示，接受不同CDK4/6抑制剂治疗的患者在中位随访73.3个月后，瑞波西利、阿贝西利和哌柏西利在安全性上存在显著差异，包括消化道毒性和中性粒细胞减少等[36]。达尔西利作为中国自主研发的CDK4/6抑制剂，通过优化药物结构、降低代谢过程中的谷胱甘肽捕获效应，提高了肝脏安全性。在临床研究中，达尔西利3级及以上AST升高和ALT升高比例远低于其他同类CDK4/6抑制剂。达尔西利最常见的不良反应为中性粒细胞减少。

2.3 CDK4/6抑制剂治疗进展后的诊疗路径

虽然CDK4/6抑制剂联合内分泌治疗显著延长了患者的生存时间，但临床仍有部分患者在接受CDK4/6抑制剂联合内分泌治疗后会产生耐药，导致疾病进展。关于CDK4/6抑制剂治疗进展后继续使用CDK4/6抑制剂是否能够带来生存获益，尚存在争议。一项Ⅱ期随机的PACE研究发现，与氟维司群单药治疗相比，既往接受哌柏西利治疗进展后，再使用哌柏西利联合氟维司群并未改善无进展生存期（progression-free survival，PFS）[37]。然而，另一项MAINTAIN研究显示，既往接受过任何一种CDK4/6抑制剂联合内分泌治疗出现疾病进展的HR+/HER2−晚期乳腺癌患者，换一种内分泌治疗联合瑞波西利，相比换一种内分泌治疗联合安慰剂，PFS显示出了具有统计学意义的改善（5.29个月 *vs.* 2.76个月，*HR*=0.57，*P*=0.006）[38]。全球多中心随机对照Ⅲ期postMONARCH研究对比了阿贝西利联合氟维司群与安慰剂联合氟维司群在既往接受CDK4/6抑制剂（哌柏西利、瑞波西利、阿贝西利）联合内分泌治疗后疾病进展的HR+/HER2−转移性乳腺癌患者中的疗效[39]，主要研究终点初步分析中，阿贝西利组和安慰剂组6个月无进展生存率分别为50%和37%[39]。这提示一种CDK4/6抑制剂耐药后，换另一种CDK4/6抑制剂再挑战，也是临床可选的治疗策略。但未来仍需大型随机对照研究数据来进一步验证。

CDK4/6抑制剂进展后患者可选择的治疗策略还包括雷帕霉素靶蛋白（mechanistic target of

rapamycin，mTOR）抑制剂联合内分泌治疗、组蛋白去乙酰化酶（histone deacetylase，HDAC）抑制剂联合内分泌治疗等（图3）。BOLERO-2研究证实，与依西美坦单药相比，接受mTOR抑制剂依维莫司联合依西美坦治疗的晚期乳腺癌患者PFS明显延长（10.6个月 *vs.* 4.1个月，*HR*=0.36，*P* < 0.001）[40]。ACE研究显示，对于既往他莫昔芬和（或）非甾体类芳香化酶抑制剂治疗失败的晚期乳腺癌患者，与依西美坦联合安慰剂相比，HDAC抑制剂西达本胺联合依西美坦治疗可延长中位PFS（7.4个月 *vs.* 3.8个月，*HR*=0.75，*P*=0.033）。西达本胺联合芳香化酶抑制剂治疗已在国内获批该适应证。此外，抗体偶联药物（antibody-drug conjugates，ADC）也是CDK4/6抑制剂进展患者可选的治疗方案。根据DESTNY-Breast04的研究结果，对于既往接受过化疗的HR+/HER2低表达患者（至少接受1种内分泌治疗后进展且不再从内分泌治疗中获益），接受德曲妥珠单抗（trastuzumab deruxtecan，T-DXd）治疗较医生选择的化疗方案可以显著提高PFS（10.1个月 *vs.* 5.4个月，*HR*=0.51，*P* < 0.001）和总生存期（overall survival, OS）（23.9个月 *vs.* 17.5个月，*HR*=0.64，*P*=0.003）[41]。

标准治疗后出现疾病进展的患者建议再次进行肿瘤活检和基因检测。了解当前肿瘤基因突变状态，有助于临床医生为患者选择更精准的治疗药物。根据《晚期乳腺癌基因检测热点问题中国专家共识（2021版）》推荐[42]，对于HR+晚期乳腺癌患者，需重点关注与内分泌治疗耐药相关的基因突变及信号通路异常，包括*ESR1*基因突变、*CYP2D6*基因多态性、CyclinD-CDK4/6-INK-Rb通路异常及PI3K/AKT/mTOR通路激活等。基于基因检测结果，患者可选择针对性的

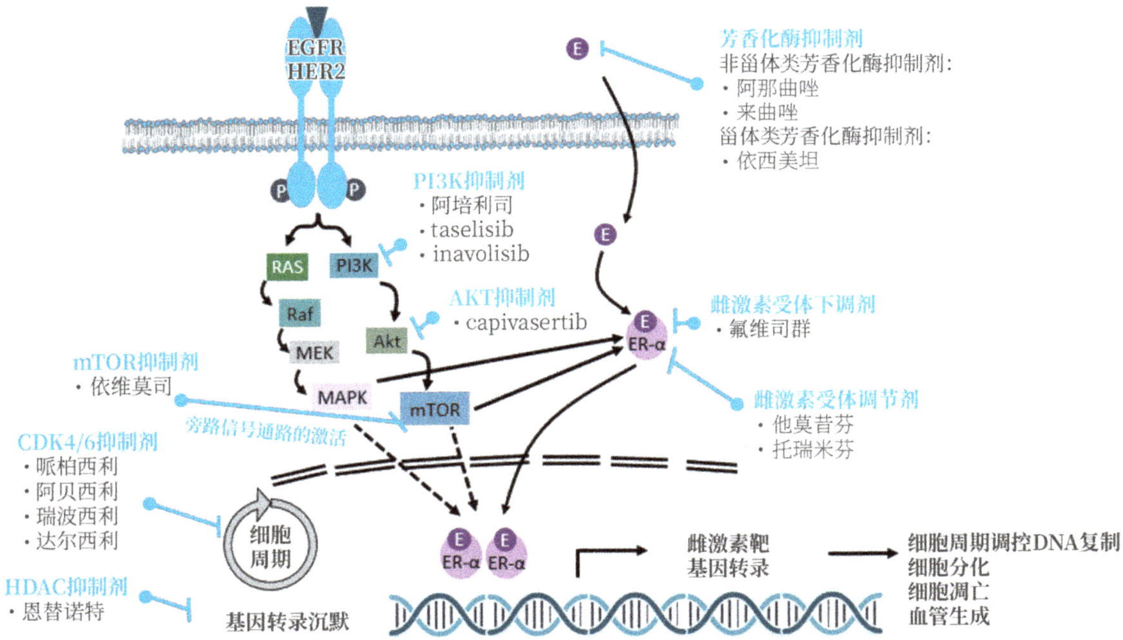

图3　多靶点通路拓宽临床治疗选择

靶向药物，如磷脂酰肌醇3-激酶（phosphoinositide 3-kinase，PI3K）抑制剂（针对PI3K/AKT/mTOR通路）、聚（ADP-核糖）聚合酶［poly（ADP-ribose）polymerase，PARP］抑制剂（针对DNA修复缺陷）等，以优化治疗方案并改善患者预后。Ⅲ期临床研究SOLAR-1显示，*PI3KCA*基因突变患者应用氟维司群联合*PI3KCA*抑制剂可显著获益[43]。对于*gBRCA*基因突变且不适合进一步内分泌治疗的HR+/HER2-晚期乳腺癌患者，PARP抑制剂也是合理选择之一。

对于CDK4/6抑制剂治疗进展的人群，内分泌治疗新药尤其是口服的选择性雌激素受体降解剂（selective estrogen receptor degrader，SERD）在不断研发。elacestrant是全球首个获得FDA批准上市的口服SERD。Ⅲ期EMERALD研究显示，与内分泌单药治疗相比，elacestrant可显著延长CDK4/6抑制剂治疗进展患者的PFS[44]。由此可见，口服SERD是有应用前景的，但仍需更多临床数据的支持。ARV-471是一种新型口服SERD，基于蛋白水解靶向嵌合体（proteolysis-targeting chimera，PROTAC）技术设计，专门靶向和降解雌激素受体。相关Ⅲ期VERITAC-2研究（NCT05654623）正在进行中，有望成为HR+乳腺癌新的治疗策略。此外，其他新型治疗策略仍在不断研究中，如选择性雌激素受体共价拮抗剂（selective estrogen receptor covalent antagonists，SERCA）、高选择性极光激酶（aurora kinase A，AURKA）抑制剂、B淋巴细胞瘤2（BCL2）抑制剂等。在未来，随着靶向药物不断涌现，对CDK4/6抑制剂治疗进展后个体化治疗策略提出了新的挑战。

3 中国 HR+/HER2–晚期乳腺癌患者生活质量报告

相关研究表明，乳腺癌患者长期接受抗肿瘤治疗，其不良反应持续存在，可能会对患者生活质量产生显著影响[45]。这些不良反应将影响患者的治疗意愿和药物使用的依从性，继而对治疗结果产生不利影响。随着CDK4/6抑制剂联合内分泌治疗成为HR+/HER2–晚期乳腺癌的主要治疗方案，其不同的安全谱及对患者生活质量的影响也受到广泛关注。

既往CDK4/6抑制剂相关研究中亚洲人群或中国人群的数据比例低，甚至缺失，尚无针对中国人群使用CDK4/6抑制剂不良事件相关的大样本数据。因此，亟须了解中国乳腺癌患者CDK4/6抑制剂临床用药模式、治疗相关不良事件及其对生活质量造成的影响，以期在延长患者生存期的同时改善患者生活质量。

3.1 基于全国首个多中心CDK4/6抑制剂治疗患者报告结局横断面研究

为了更全面地了解中国晚期乳腺癌患者使用CDK4/6抑制剂的治疗现状，总结真实世界中的不良事件及其对患者生活质量的影响，一项全国多中心横断面研究选取了HR+/HER2–晚期乳腺癌患者（至少接受过一个周期的任一CDK4/6抑制剂治疗），分别从医生和患者角度进行调研，旨在从多角度获取HR+/HER2−晚期乳腺癌患者内分泌治疗的真实世界数据，以期为患者提供更好的用药指导。

这项多中心横断面研究于2023年1月30日至2023年9月15日开展，调查对象整体覆盖全国10家中心医院（牵头单位为复旦大学附属肿瘤医院），共纳入1 254例有效患者数据。参与调研的患者覆盖全国14个省级行政区或直辖市，样本分布如表3所示。

表3　横断面调研患者全国分布情况

各省市患者分布数（例）			
上海 155	山东 131	重庆 102	四川 2
河北 143	天津 121	山西 101	安徽 1
江西 140	北京 120	浙江 99	江苏 1
湖南 137			吉林 1

参与调研的患者中位年龄为55岁，87.1%的患者已发生转移，其中有1处转移的患者占63.1%，有2处转移的患者占17.6%，≥3处转移的患者占6.4%。转移部位中，单纯骨转移的患者占28.2%，而伴有内脏转移的患者占42.5%（表4）。

表4　HR+/HER2−晚期乳腺癌患者基线情况

基　　线	*n*=1 254
年龄（岁）	
n	1 254（0）
中位数	55
转移部位	
n	1 254（0）
仅骨转移	353（28.2%）
含内脏转移	533（42.5%）
其他	368（29.3%）
转移部位数量	
n	1 254（0）
无转移	162（12.9%）
1处转移	791（63.1%）

（续 表）

基　　线	n=1 254
2处转移	221（17.6%）
≥3处转移	80（6.4%）
CDK4/6抑制剂使用情况	
n	1 254（0）
哌柏西利	189（15.1%）
阿贝西利	449（35.8%）
达尔西利	488（38.9%）
瑞波西利	6（0.5%）
更换CDK4/6抑制剂	122（9.7%）
治疗线数	
n	1 254（0）
晚期一线	807（64.4%）

（续　表）

基　　线	n=1 254
晚期二线及后线	447（35.6%）
当前晚期一线联合方案	
n	807（0）
AI	504（62.5%）
氟维司群	227（28.1%）
其他	76（9.4%）
当前晚期二线及后线联合方案	
n	447（0）
AI	137（30.6%）
氟维司群	289（64.7%）
其他	21（4.7%）

注：AI，芳香化酶抑制剂；n，数据集的例数

3.2　真实世界中CDK4/6抑制剂的临床使用情况

本研究中38.9%（488/1 254）的患者接受达尔西利治疗，15.1%（189/1 254）的患者接受哌柏西利治疗，35.8%（449/1 254）的患者接受阿贝西利治疗，0.5%的患者（6/1 254）接受瑞波西利治疗，9.7%（122/1 254）的患者在治疗过程中更换了不同的CDK4/6抑制剂。其中一线治疗方案以CDK4/6抑制剂联合芳香化酶抑制剂为主，占62.5%（图4），晚期二线方案以CDK4/6抑制剂联合氟维司群为主，占64.7%（图5）。

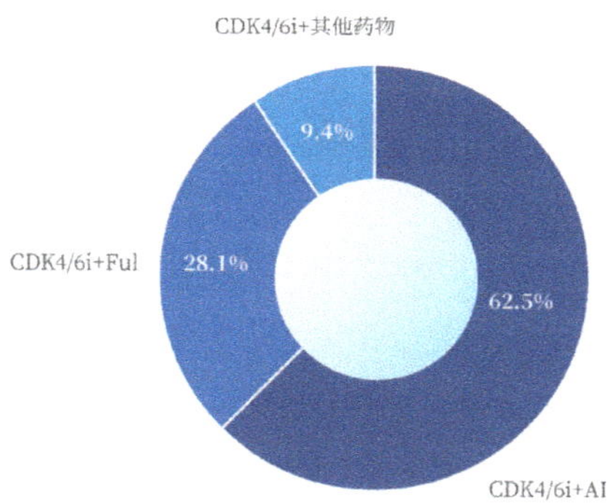

图4　HR+/HER2−晚期乳腺癌患者一线治疗方案占比情况
AI，芳香化酶抑制剂；Ful，氟维司群

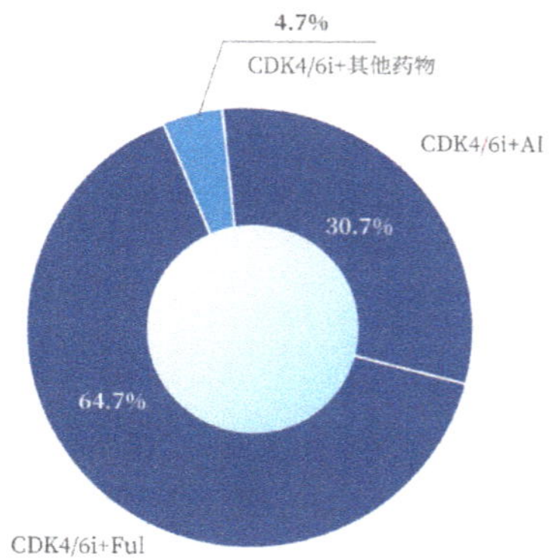

图5　HR+/HER2−晚期乳腺癌患者二线治疗方案占比情况
AI，芳香化酶抑制剂；Ful，氟维司群

调研结果显示，有 84.3% 的患者治疗过程中未调整过CDK4/6抑制剂治疗方案，15.7%的患者调整过CDK4/6抑制剂治疗方案。方案调整主要包括更换CDK4/6抑制剂药物（64.5%）和降低药物剂量（31.0%）等（图6）；调整方案的首要原因是考虑到患者的安全性（51.8%）（图7）。

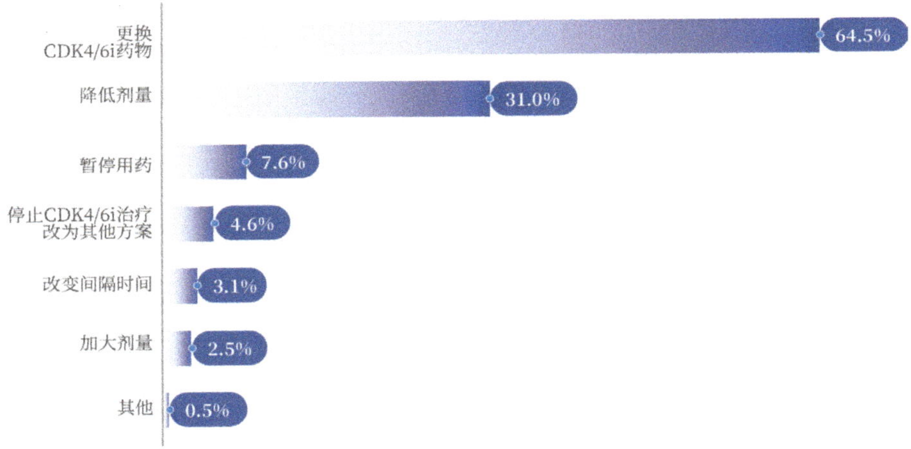

图6 HR+/HER2–晚期乳腺癌患者CDK4/6抑制剂方案调整情况

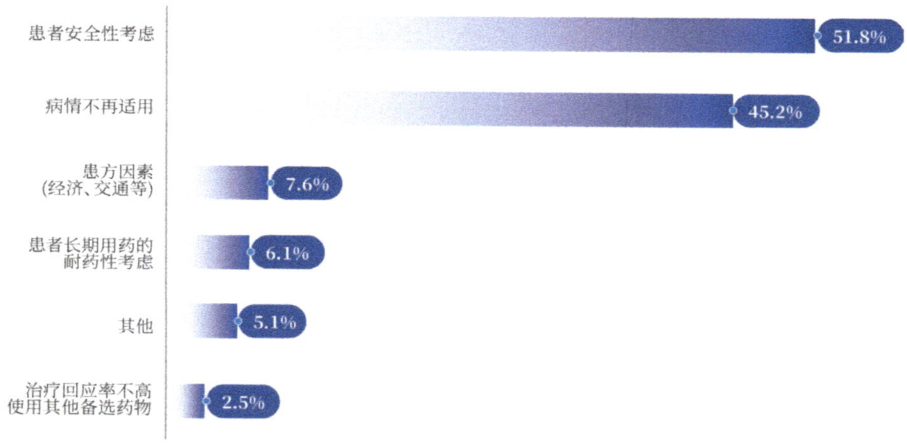

图7　**HR+/HER2–晚期乳腺癌患者CDK4/6抑制剂方案调整原因**

3.3 真实世界中医生报告的不良事件

3.3.1 整体CDK4/6抑制剂常见不良事件

医生通过患者病历评估当前治疗方案的不良事件，发现81.17%的患者在治疗过程中存在药物相关不良事件。根据中国国家药品不良反应监测中心关于不良事件发生率的分级标准，十分常见的不良事件（发生率≥10%）包括白细胞减少（63.3%）、中性粒细胞减少（58.7%）、腹泻（36.3%）、贫血（34.2%）、血小板减少症（29.5%）（图8）。其中，≥3级中性粒细胞减少的发生率为12.1%，≥3级腹泻的发生率为2.2%。常见的不良事件（发生率≥2%且＜10%）包括肝毒性AST升高（9.3%）、肝毒性ALT升高（8.4%）和血肌酐升高（7.4%）（图8）。其中，≥3级肝毒性即AST升高的发生率为6.0%，≥3级肝毒性ALT升高的发生率为6.7%。真实世界中达尔西利、哌柏西利和阿贝西利均有一定比例的血液学不良事件发生，发生率与临床数据相当。

3.3.2 不同CDK4/6抑制剂非血液学不良反应差异

不同CDK4/6抑制剂由于其分子结构及作用靶点略有不同，非血液学不良反应谱也存在差异。本次调研中，达尔西利、哌柏西利和阿贝西利的亚组分析结果显示，腹泻、肝毒性、血肌酐升高等常见不良事件在这三种CDK4/6抑制剂治疗组之间均存在显著差异（$P < 0.001$）（图9）。

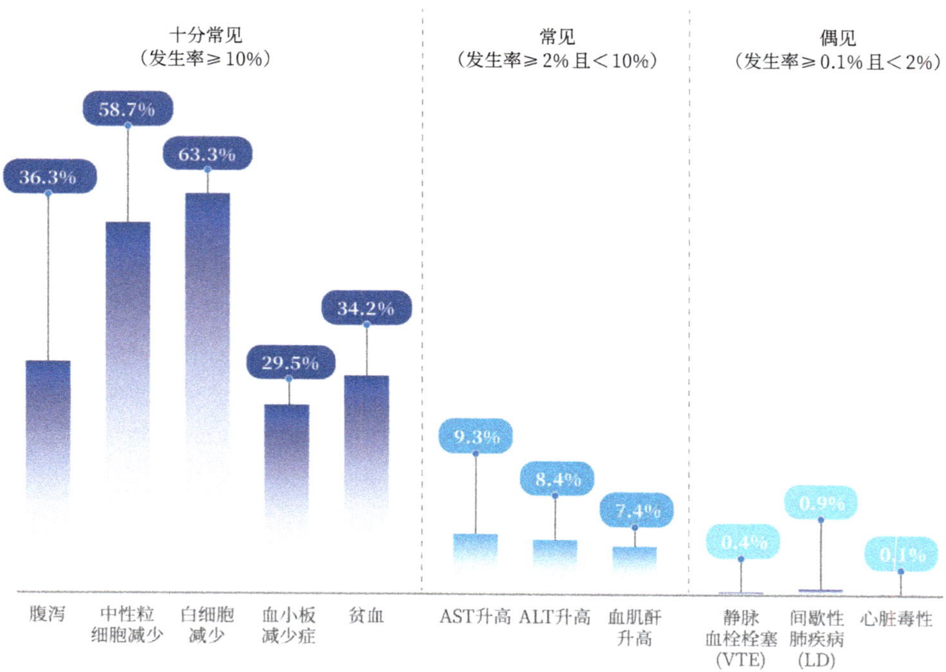

图8　医生报告中CDK4/6抑制剂相关不良事件的发生率

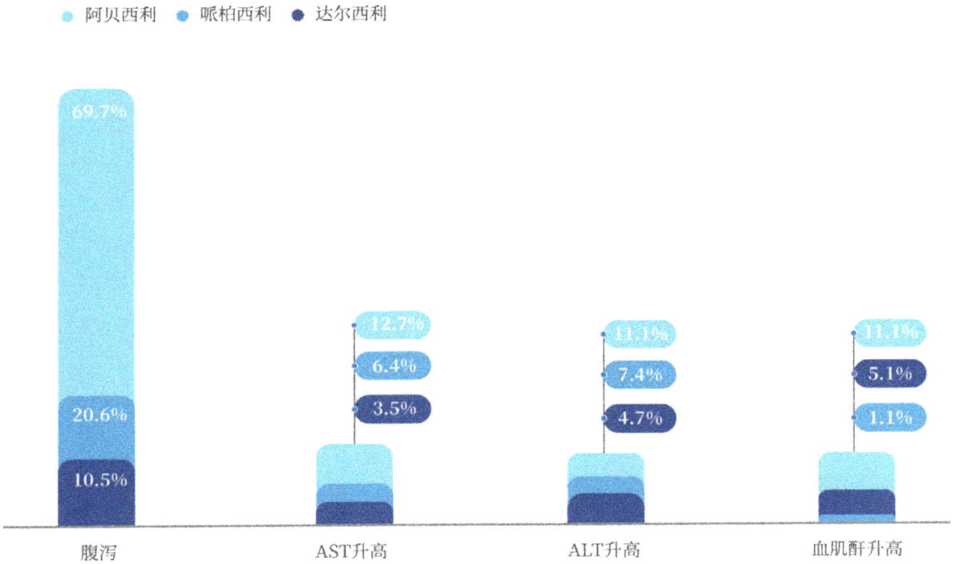

图9 不同CDK4/6抑制剂之间非血液学不良事件组间差异情况

3.4 真实世界中患者报告的不良事件

患者报告中发生率 > 10%的不良事件包括腹泻（34.6%）、乏力（34.1%）、皮疹（21.8%）、食欲下降（17.8%）、恶心（16.1%）、脱发（14.0%）、关节痛（12.3%）、失眠（11.3%）、虚弱（11.3%）（图10）。

3.4.1 不同CDK4/6抑制剂报告的不良反应差异

达尔西利、哌柏西利和阿贝西利的亚组分析结果显示，乏力、脱发及潮热等不良反应在这三种CDK4/6抑制剂治疗组之间均存在显著差异（$P < 0.001$）。阿贝西利组腹泻、恶心等消化道不良反应的发生率高于其他CDK4/6抑制剂；达尔西利组乏力、脱发、潮热、关节痛、腹泻及恶心等不良反应的总体发生率低于其他CDK4/6抑制剂（图11）。

3.4.2 患者评价最影响生活质量的不良事件

腹泻、乏力、味觉障碍和恶心是患者评选“最影响生活质量”排名前四的不良事件。患者选择比例分别是44.8%、24.5%、24.4%和18.9%（图12）。由此可见，多数患者认为腹泻对其生活质量影响最大。尽管医生根据不良反应分级标准评估的3级以上腹泻发生率仅为2.2%，大多数

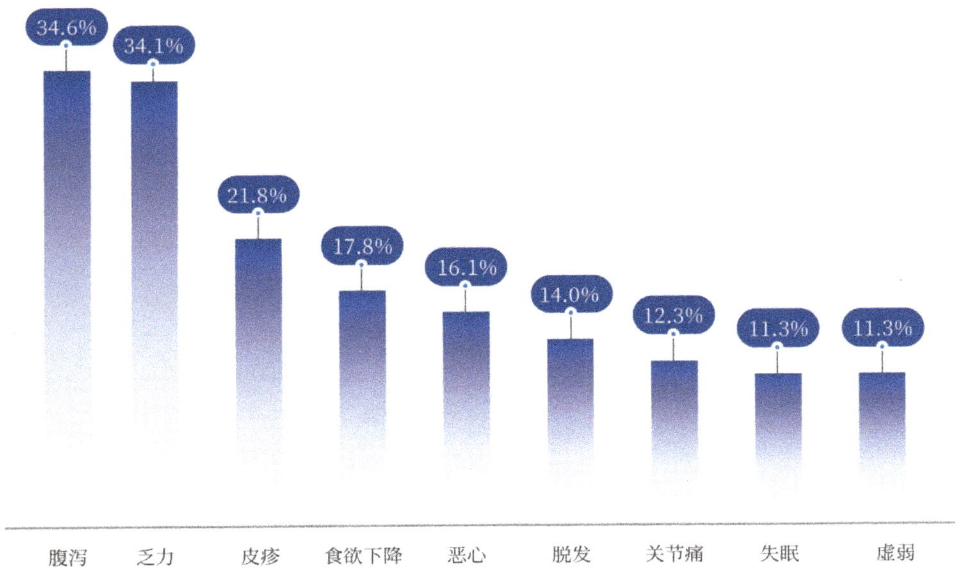

图10　患者报告中发生率>10%的不良事件发生情况

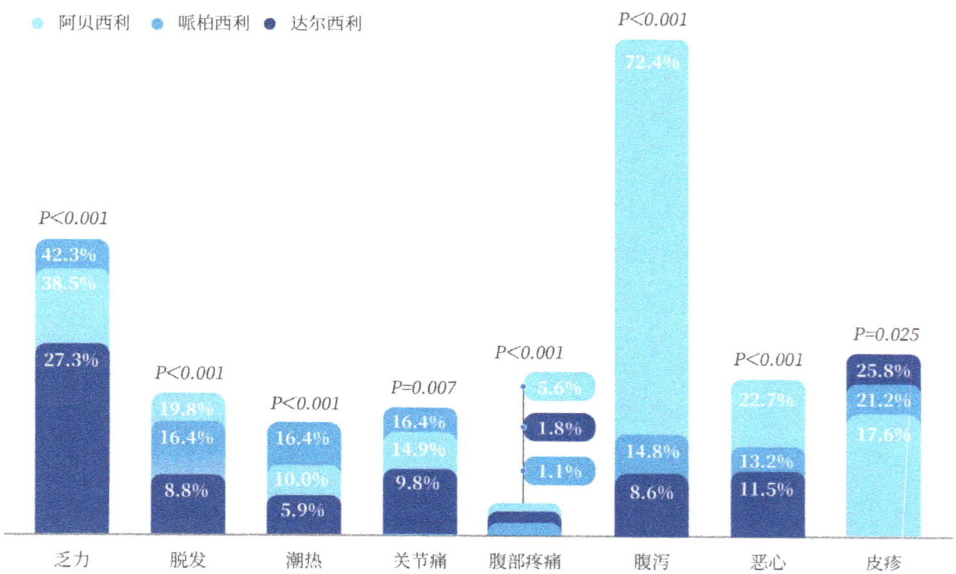

图 11　**患者报告中不同CDK4/6抑制剂相关不良反应组间差异**

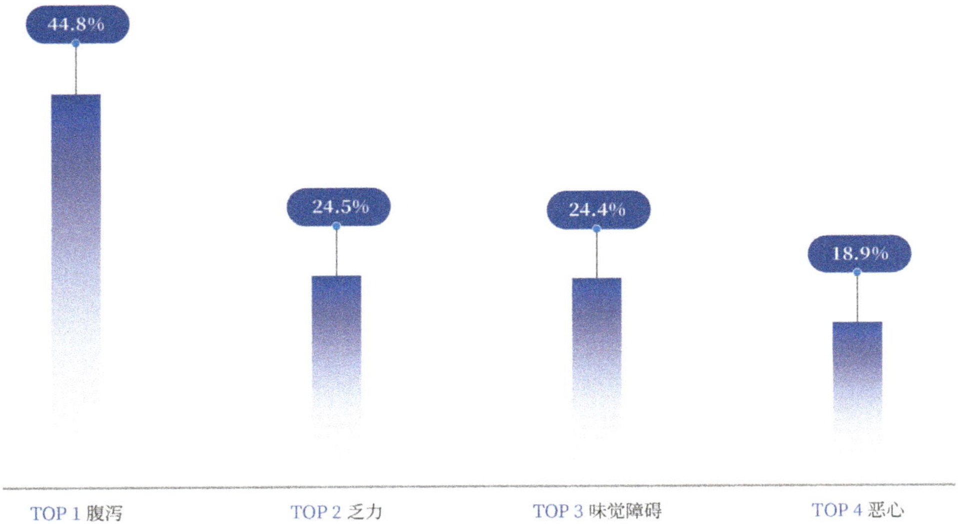

图12　患者评价“对生活质量影响最大”排名前四的不良事件

腹泻为1级或2级，但患者仍感受到强烈的不适。这说明不良反应分级可能并不能反映患者的真实感受。

3.4.3 患者报告与医生报告的不良事件发生率差异

医生评估的不良事件主要基于一些临床检查的指标，如中性粒细胞减少和白细胞减少等血液学毒性，以及心脏毒性（QT间期延长）和肝脏毒性（AST升高、ALT升高）等。患者报告的不良事件除了临床检查指标外，还包括自身主观感受，如躯体疼痛、乏力、失眠、食欲下降等，这些可以更全面地反映患者症状的严重程度，以及药物治疗对患者生活质量造成的影响。对于血液学毒性指标，患者感知的发生率低于医生评估的发生率（图13）。与血液学毒性不同，有症状的不良事件更容易被患者感知，如乏力（34.1%）、腹泻（34.6%）、皮疹（21.8%）等，发生率均≥10%（图10）。

3.4.4 患者对不良事件临床处理评价

患者报告提示，医生对CDK4/6抑制剂引起的血液学毒性和腹泻的临床平均处理率较高，达到80%。患者普遍认为此类不良反应的处理“很及时”。但其他患者报告的有症状表现、患者可感知的非血液学不良事件被临床处理的平均比例仅为37%（图14）。

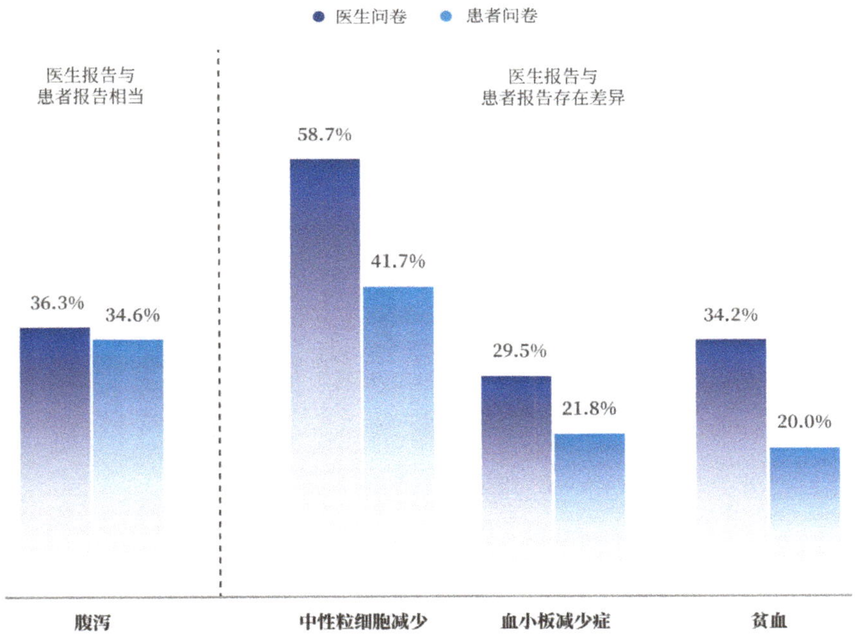

图13 医生报告和患者报告中共有的不良事件发生率对比

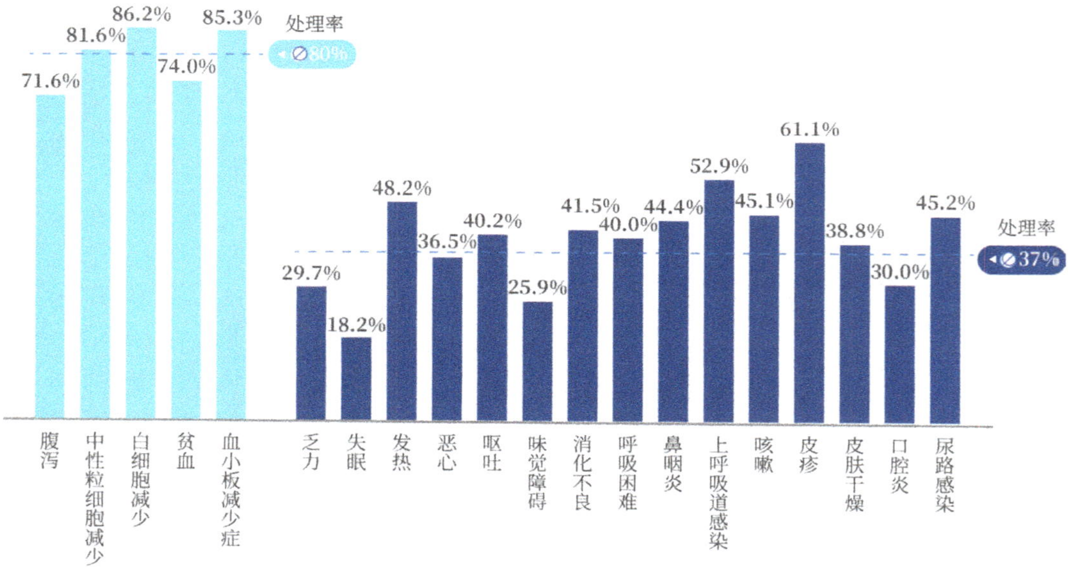

图14　患者评价临床对CDK4/6抑制剂相关不良反应的处理率

3.5 患者生活质量评价

本研究采用的患者生活质量问卷EORTC QLQ-BR23为乳腺癌专用量表[46, 47]，其中包括4个症状维度：系统疗法副作用（7个条目）、乳房症状（患侧乳房）（4个条目）、手臂症状（2个条目）、脱发引起的烦恼（1个条目）；4个功能维度：体形（4个条目）、性功能（2个条目）、性乐趣（1个条目）、未来看法（即未来对预后的担忧）（1个条目）。

3.5.1 患者症状方面生活质量评价

对于症状维度，得分越高，代表生活质量越差。从总体得分来看，系统疗法副作用标化后的得分为9.5分 ± 10.3分，脱发引起的烦恼得分为23.5分 ± 23.6分，手臂症状的得分为8.5分 ± 13.7分，乳房症状的得分为5.5分 ± 10.1分。在接受CDK4/6抑制剂治疗的不同时期，脱发引起的烦恼得分仍远超其他三个维度（图15）。这提示脱发引起的烦恼对患者生活质量影响较大。

既往PALOMA-3研究中患者生活质量评分也有相似的结论。与对照组QLQ-BR23症状领域评分相比，哌柏西利治疗组在“脱发引起的烦恼”方面恶化程度更高，即2.9（95% *CI*为 −1.7 ～ 7.4）*vs.* −6.0（95% *CI*为 −12.3 ～ 0.3），*P*=0.025 5[48]。与基线相比，接受哌柏西利联合氟维司群治疗的患者在患侧乳房症状、手臂症状和系统疗法副作用方面均有显著改善[48]。

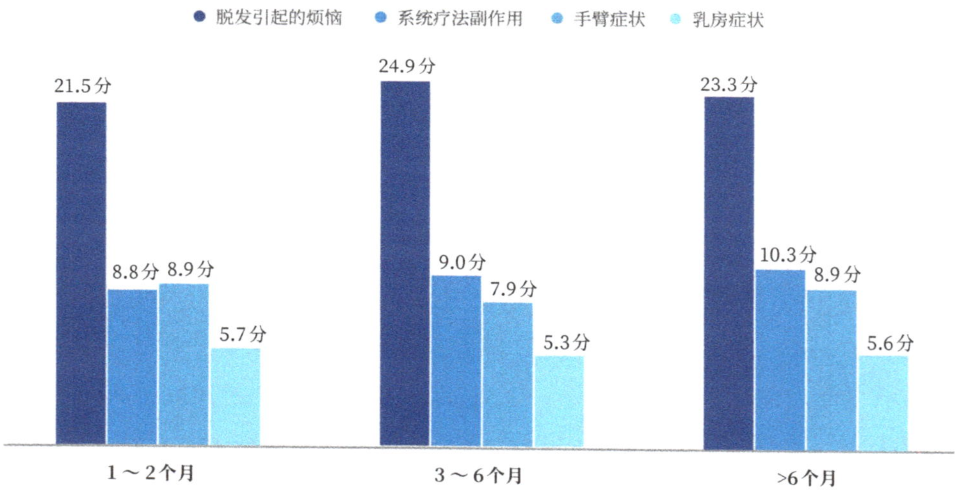

图15　不同治疗时期症状方面生活质量评分（得分越高，生活质量越差）

脱发引起的烦恼总体得分在不同CDK4/6抑制剂中存在组间差异（*P*=0.005）。在接受CDK4/6抑制剂治疗6个月以上的患者中，这种差异依然存在（图16）。

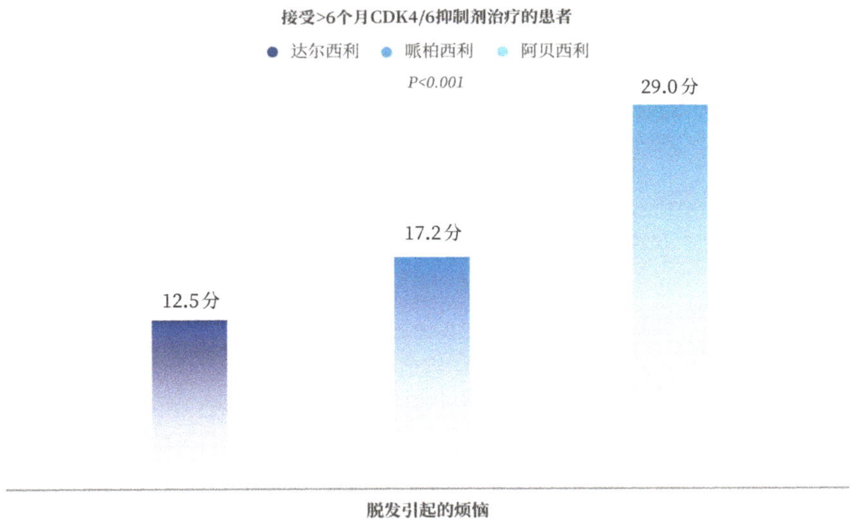

图16　不同用药组在CDK4/6抑制剂治疗＞6个月的患者中“脱发引起的烦恼”得分（得分越高，生活质量越差）

3.5.2 患者功能方面生活质量评价

对于功能维度，得分越高，代表生活质量越好。从总体得分来看，体形得分为90.0分 ± 19.3分，性功能得分为4.4分 ± 11.5分，性乐趣得分为34.5分 ± 15.1分，未来看法得分为75.9分 ± 28.7分，提示性功能和性乐趣会对患者生活质量造成一定影响。在接受CDK4/6抑制剂治疗的不同时期具有相同结论（图17）。此外，不同CDK4/6抑制剂组间无统计学差异。

3.5.3 CDK4/6抑制剂长期治疗患者生活质量管理策略

随着晚期乳腺癌患者生存期不断延长，提高生活质量已成为重要的治疗目标之一。除了身体、精神和心理方面的压力外，患者可感知的不良事件（如腹泻等）也可能对生活质量产生一定影响。根据《CDK4/6抑制剂治疗激素受体阳性人表皮生长因子受体2阴性乳腺癌临床应用共识（2023版）》，晚期乳腺癌患者接受CDK4/6抑制剂治疗时，不良事件通常可耐受，且以对症治疗为主[49]。但是，对于一些特殊人群，如内脏危象患者、老年人群和肝功能损伤患者等[49]，应基于不良事件风险合理选择用药，并及时进行剂量调整及针对性的干预和管理。荷兰的一项研究评估了伴有合并症的乳腺癌患者预后情况，结果表明，合并症患病率从 < 50岁患者的9.0%增加至80岁以上患者的56.0%，患者最常见的合并症有心血管疾病（7.0%）、糖尿病（7.0%）、既往

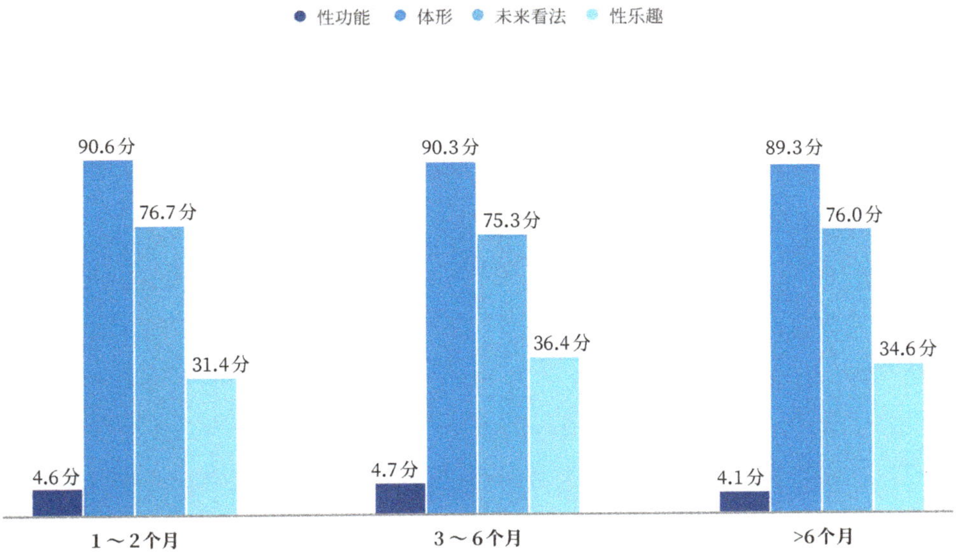

图17　不同治疗时期功能方面生活质量评分（得分越低，生活质量越差）

癌症（6.0%）等[50]。本次调研中，患者合并患高血压（16.2%）、糖尿病（9.3%）、胃肠道疾病（5.2%）及脂肪肝（3.8%）等疾病。

3.5.3.1 乳腺癌伴心血管疾病患者

乳腺癌患者因治疗或自身代谢因素变化（年龄、激素水平等）引起的伴随性疾病日益增加，其中，心血管疾病是主要的伴随性疾病之一[51]。随着生存时间延长，乳腺癌患者中因乳腺癌导致的死亡持续下降，尤其在诊断后生存时间超过10年的患者中，非癌症原因导致的死亡比例超过60%，其中心血管疾病是乳腺癌最常见的非癌症死亡原因[52]。

CDK4/6抑制剂治疗乳腺癌患者引起的心脏毒性虽为偶发，但值得关注。一项来自欧美六国的调研结果显示，42%晚期乳腺癌患者至少有一种与QT间期延长相关的合并症或至少接受过一种与QT间期延长相关的药物治疗[53]。既往一项Meta分析结果表明，在来曲唑或氟维司群的基础上加用CDK4/6抑制剂治疗，HR阳性乳腺癌患者静脉血栓栓塞的发生风险增加3.5倍[54]。静脉血栓栓塞的发生直接影响患者的生活质量和长期预后，患者死亡和出现并发症的风险明显增高。因此，CDK4/6抑制剂治疗期间需关注和预防静脉血栓栓塞的出现，监测患者深静脉血栓形成和肺栓塞的症状和指征，如有异常及时请相关科室会诊并进行药物治疗[49]。瑞波西利相关的Ⅰ期研究结果显示，从600 mg开始出现剂量依赖性QT间期延长[55]。因此，瑞波西利治疗期间，应监测心脏事件，包括在治疗前、第一个周期第15天及第二个周期第一天进行心电图和血清电解质检查。此外，应避免与已知具有QT间期延长风险的药物联合使用，特别是抗心律失常药物及其他已知会延长QT间期的药物[49]。

3.5.3.2 乳腺癌伴糖尿病患者

研究表明，约16%的乳腺癌患者合并糖尿病，且糖耐量受损会导致乳腺癌患者预后变差[56]。肾功能损伤是糖尿病患者最常见的并发症，因此，在临床应用CDK4/6抑制剂治疗时应注意肾功能损伤人群的用药方案调整。一般来说，轻度或中度肾功能损伤患者使用CDK4/6抑制剂无须调整剂量。CDK4/6 抑制剂在重度肾功能损伤、终末期肾脏疾病或接受透析患者中的用药数据有限，《乳腺癌CDK4/6抑制剂相关性不良反应管理共识（2022版）》建议以较低的剂量作为重度肾功能损伤患者的起始剂量[49]。

在联合用药方面，肌酐与二甲双胍均由肾小管分泌与清除，CDK4/6抑制剂抑制肾脏转运蛋白，可能降低二甲双胍肾脏清除率和分泌。因此，当CDK4/6抑制剂联合方案与二甲双胍等药物同时使用时，需特别关注肌酐水平及患者的肾功能状态。体外研究显示[57, 58]，临床相关浓度下，阿贝西利和瑞波西利抑制肾脏分泌的转运蛋白，而哌柏西利对肾脏转运蛋白没有影响。

3.5.3.3 乳腺癌伴肝脏基础疾病患者

乙型肝炎病毒（hepatitis B virus，HBV）感染是全世界范围内的重大公共卫生问题。一项来自中国地区的流行病学分析数据显示，年轻乳腺癌患者（诊断时年龄≤35岁）HBV感染率为

13.8%[59]。此外，脂肪肝也是临床肿瘤患者化疗或内分泌治疗期间较为常见的并发症。非酒精性脂肪性肝病（nonalcoholic fatty liver disease，NAFLD）是一种与胰岛素抵抗和遗传易感密切相关的代谢应激性肝损伤[60]。有研究表明，在接受他莫昔芬治疗的乳腺癌患者中，30%～38%的患者有脂肪肝[61]。而在新诊断的乳腺癌患者中，NAFLD的患病率高达63%[62]。因此，对于伴有肝功能损伤的乳腺癌患者，应特别关注其临床用药方案。

CDK4/6抑制剂主要通过CYP3A4酶在肝脏中代谢。哌柏西利和瑞波西利在代谢过程中形成的对苯二胺结构容易与肝脏中大量富集的谷胱甘肽发生加成反应（称为"谷胱甘肽捕获效应"，GSH trapping），从而导致肝毒性，临床表现为AST和ALT升高，严重时可能导致黄疸。由于达尔西利引入独特的哌啶结构，有利于避免谷胱甘肽捕获效应，从而降低肝毒性，减少肝功能异常的发生率，在肝功能损伤及肝、肾功能储备较低的患者，或合并使用潜在导致肝损伤的患者中有一定应用价值。

3.5.3.4　老年患者

老年乳腺癌患者应根据其脏器功能和体力状态综合评估临床用药方案。对于器官功能障碍或合并其他需要治疗的恶性肿瘤患者，应加强用药监测并及时调整剂量。美国食品药品监督管理局开展的一项针对老年HR+/HER2−乳腺癌患者接受哌柏西利、瑞波西利、阿贝西利的汇总分析显示，≥75岁的患者3～4级不良反应的发生率（88.8%）高于＜75岁的患者（73.4%）[63]。超过50%的70岁以上患者需要2次或2次以上的减量治疗或中断治疗，且大多数的用药调整发生在治疗的前3个周期内[64]。无论是单独内分泌治疗还是联合CDK4/6抑制剂治疗，老年乳腺癌患者的生活质量均低于年轻患者[63]。

4 中国 HR+/HER2–晚期乳腺癌患者药物经济负担

4.1 晚期一线标准治疗方案的药物可及性

2023年12月13日，国家医疗保障局、人力资源和社会保障部公布了《国家基本医疗保险、工伤保险和生育保险药品目录（2023年）》[65]。目前国内已上市的四款CDK4/6抑制剂均已纳入国家医保目录，但医保支付范围略有不同（表5），平均年治疗费用为4.7万～5.8万元。这有利于降低患者的治疗成本和经济负担，进一步推动我国乳腺癌治疗的发展。

表5 中国CDK4/6抑制剂进入国家医保目录情况

药品名称	医保支付范围	国内上市时间/首次医保执行时间
阿贝西利	1. 联合内分泌治疗（他莫昔芬或芳香化酶抑制剂）用于HR阳性、HER2阴性、淋巴结阳性，高复发风险且Ki-67≥20%的早期乳腺癌成人患者的辅助治疗 2. HR阳性、HER2阴性的局部晚期或转移性乳腺癌；与芳香化酶抑制剂联合使用作为绝经后女性患者的初始内分泌治疗；与氟维司群联合用于既往曾接受内分泌治疗后出现疾病进展的患者	2020年12月/2021年12月

（续　表）

药品名称	医保支付范围	国内上市时间/首次医保执行时间
哌柏西利	HR阳性、HER2阴性的局部晚期或转移性乳腺癌	2018年7月/2023年1月
达尔西利	1. HR阳性、HER2阴性局部晚期或转移性乳腺癌 2. 与芳香化酶抑制剂联合使用作为初始内分泌治疗 3. 与氟维司群联合用于既往曾接受内分泌治疗后出现疾病进展的患者	2021年12月/2023年1月
瑞波西利	HR阳性、HER2阴性局部晚期或转移性乳腺癌，与芳香化酶抑制剂联合用药作为女性患者的初始内分泌治疗	2023年12月/2024年1月

4.2　CDK4/6抑制剂治疗进展后的药物可及性

对于接受CDK4/6抑制剂治疗后进展的晚期乳腺癌患者，目前尚无明确的标准治疗方案。根据现有临床研究，可使用的治疗药物包括PAM通路抑制剂、HDAC抑制剂、口服SERD及抗体偶联药物（ADC）等，然而，此类治疗药物多数在国内暂未获批，临床用药可及性有限（表6）。

表6　HR+/HER2−晚期乳腺癌其他治疗药物的可及情况

	PAM通路抑制剂				HDACi	口服SERD		ADC
	PI3Ki		AKTi	mTORi				
药物名称	inavolisib	alpelisib	capivasertib	依维莫司	西达本胺	elacestrant	camizestrant	德曲妥珠单抗
中国获批情况	获批	未获批	未获批	获批	获批	未获批	未获批	获批（HER2−low）
医保情况	—	—	—	纳入医保	暂无医保	—	—	纳入医保（2025年）
月治疗费用（元）	—	—	—	7 020	1.45万	—	—	1万

注：统计时间截至2024年12月。—，无数据

4.3　HR+/HER2−晚期乳腺癌患者治疗相关经济负担

4.3.1　患者当前治疗总费用

本次调研的1 254例晚期乳腺癌患者，总费用在15万元以上的占比为51.3%（图18），这提示患者治疗负担较重。其中，晚期一线治疗患者总费用在15万元以上的占45.8%，晚期二线及后

线治疗患者总费用在15万元以上的占61.5%（图19），提示相比一线治疗，晚期二线及后线患者的治疗负担更重。

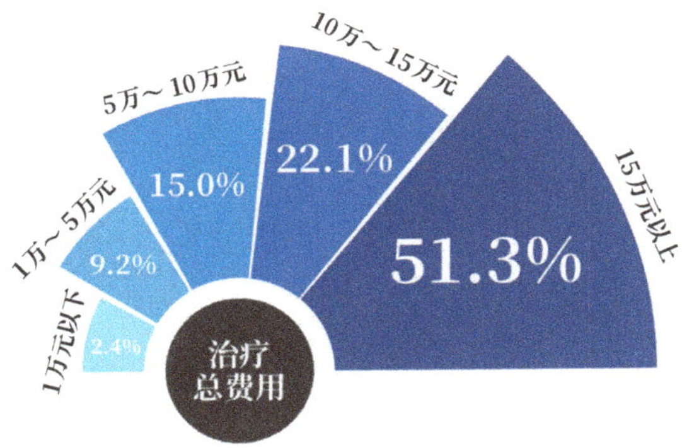

图18　患者当前治疗总费用

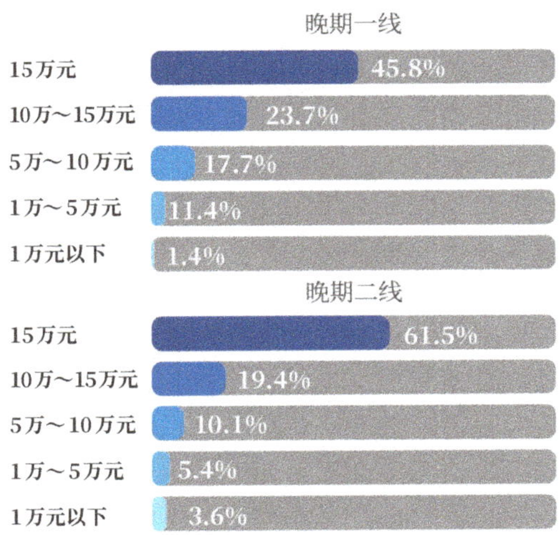

图19　不同治疗阶段患者当前治疗总费用

4.3.2 患者可负担的治疗花费

本次调研中，59.7%的患者每年可负担的治疗费用在5万元以下（CDK4/6抑制剂平均年治疗费用为4.7万～5.8万元）。虽然随着国家医保落地，CDK4/6抑制剂联合方案的药物可及性不断提高，但仍有12%的患者每年可负担的治疗费用低于1万元，治疗需求可能因经济因素无法满足。本次调研仅1.6%的患者每年可负担20万元以上的治疗费用（图20）。针对CDK4/6抑制剂治

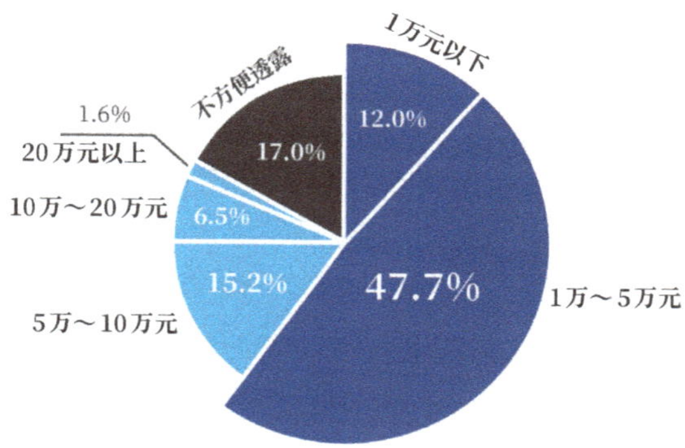

图20 患者每年可负担的治疗费用

疗进展后的晚期乳腺癌患者，以德曲妥珠单抗为例（2024年暂未纳入医保目录），年治疗费用约25万元。

4.3.3 患者实际家庭可支配收入

本次调研有51.3%的患者实际家庭可支配收入低于8万元，30万元以上的仅占6.2%（图21），提示患者实际可支配收入可能不足以负担高额的治疗费用。

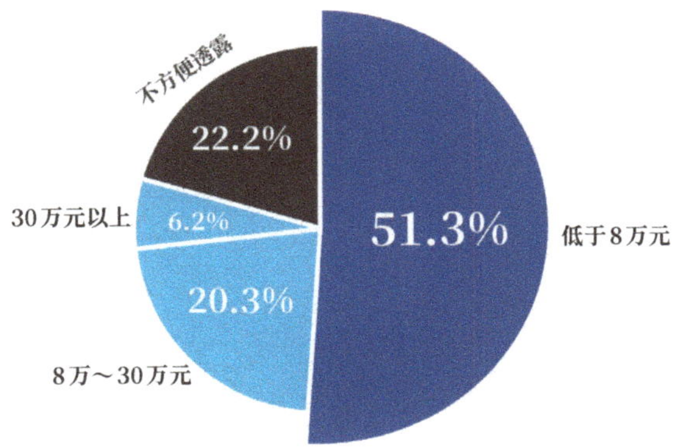

图21 患者实际家庭可支配收入

4.3.4 患者的支付方式

关于患者支付方式统计，本次调研有48.1%的患者使用城镇医保支付治疗费用，18.2%的患者使用大病统筹，27.3%患者使用新型农村合作医疗（简称新农合），仍有4.5%的患者是自费接受治疗（图22）。

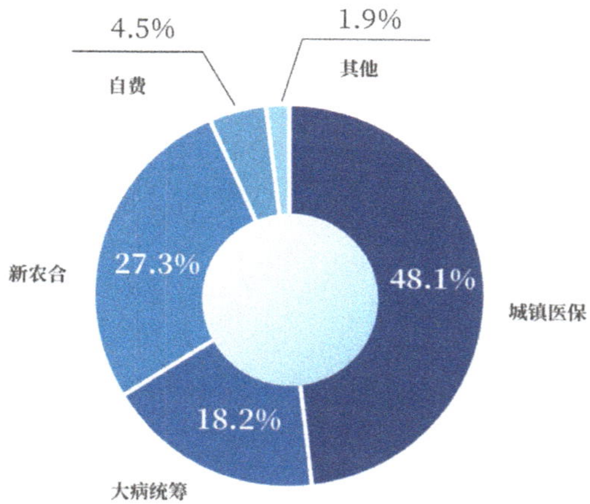

图22 患者的支付方式选择

5 总结与展望

基于对我国1 254位HR+/HER2−晚期乳腺癌患者调研的结果，本次报告描述了患者的治疗现状，包括治疗的安全性、药物对生活质量的影响及晚期患者的经济负担。

调研结果显示，临床实践中CDK4/6抑制剂联合内分泌治疗的药物组合众多，医生和患者需要综合考虑个体化治疗方案。无论是何种CDK4/6抑制剂联合内分泌治疗，HR+/HER2−晚期乳腺癌患者的疾病均能得到良好控制，医生和患者面临的挑战是如何提升抗肿瘤治疗的整体体验。此外，医生记录的不良事件和患者报告的不良事件类型存在明显差异，双方关注的侧重点不同。因此，医生与患者之间的充分沟通，对于全面收集不良事件和制定个体化诊疗方案至关重要。

随着乳腺癌治疗药物不断纳入医保，患者整体治疗成本降低，但仍有部分患者因经济因素无法满足治疗需求。一方面希望全国各地尽快落实医保执行工作，促进药物可及性提高；另一方面也提示各地政府及相关机构应当结合当地患者的经济水平和治疗需求，酌情调整医保药品报销比例，满足更多患者的治疗需求。

从优化诊疗决策方面，未来应进一步探究药物联合方案对特殊人群，包括合并心血管疾病、肝胆疾病、胃肠道疾病的患者及老年患者等的治疗影响。在CDK4/6抑制剂治疗进展的晚期乳腺癌患者中，期待更多新型靶向药物的获批上市，为HR+/HER2−晚期乳腺癌患者带来更多治疗选择。围绕“健康中国 2030”战略目标，医疗模式应更多地向以患者为中心转型，推动癌症患者 5 年生存率提高，关注患者生活质量的改善。

参考文献

[1] WHO. Global cancer burden growing, amidst mounting need for services[J]. Saudi Med J, 2024, 45: 326–327.

[2] Huppert LA, Gumusay O, Idossa D, et al. Systemic therapy for hormone receptor-positive/human epidermal growth factor receptor 2-negative early stage and metastatic breast cancer[J]. CA Cancer J Clin, 2023, 73: 480–515.

[3] Giaquinto AN, Sung H, Miller KD, et al. Breast Cancer Statistics 2022[J]. CA Cancer J Clin, 2022, 72: 524–541.

[4] Howlader N, Altekruse SF, Li CI, et al. US incidence of breast cancer subtypes defined by joint hormone receptor and HER2 status[J]. J Natl Cancer Inst, 2014,106(5): dju055.doi: 10.1093/jnci/dju055.

[5] Benson JR, Jatoi I. Extended endocrine therapy in early breast cancer: how long and who for? [J]. Future Oncol, 2020, 16: 4327–4336.

[6] Chang J, Clark GM, Allred DC, et al. Survival of patients with metastatic breast carcinoma: importance of prognostic markers of the primary tumor[J]. Cancer, 2003, 97: 545–553.

[7] Gonzalez-Angulo AM, Morales-Vasquez F, Hortobagyi GN. Overview of resistance to systemic therapy in patients with breast cancer[J]. Adv Exp Med Biol, 2007, 608: 1–22.

[8] Weide R, Feiten S, Friesenhahn V, et al. Metastatic breast cancer: prolongation of survival in routine care is restricted to hormone-receptor- and Her2-positive tumors[J]. Springer Plus, 2014, 3: 535.

[9] 健康中国行动推进委员会. 健康中国行动（2019—2030年）[S/OL].（2019–07–09）[2025–02–16]. https: //www.gov.cn/xinwen/2019-07/15/content_5409694.htm.

[10] 国务院.“健康中国2030”规划纲要 [S/OL].（2016–10–25）[2025–02–16]. https: //www.gov.cn/zhengce/2016-10/25/content_5124174.htm.

[11] 国家肿瘤质控中心乳腺癌专家委员会，中国抗癌协会乳腺癌专业委员会，中国抗癌协会肿瘤药物临床研究专业委员会. 中国晚期乳腺癌规范诊疗指南（2022版）[J]. 中华肿瘤杂志，2022，44（12）：1262–1287.
[12] 中国抗癌协会乳腺癌专业委员会，中华医学会肿瘤学分会乳腺肿瘤学组. 中国抗癌协会乳腺癌诊治指南与规范（2024年版）[J]. 中国癌症杂志，2023，33：1092–1187.
[13] Fan Y, Xu B. Current clinical trials on breast cancer in China: A systematic literature review[J]. Cancer, 2020, 126 (16): 3811–3818.
[14] Anderson NE, Calvert M, Cockwell P, et al. Using patient-reported outcome measures (PROMs) to promote quality of care in the management of patients with established kidney disease requiring treatment with haemodialysis in the UK (PROM-HD): a qualitative study protocol[J]. BMJ Open, 2018, 8: e021532.
[15] European Medicines Agency. Reflection paper on the regulatory guidance for the use of health-related quality of life (Hrql) measures in the evaluation of medicinal products[S/OL]. (2005–07–27) [2025–02–16]. https: //www.ema.europa.eu/en/documents/scientific-guideline/reflection-paper-regulatory-guidance-use-health-related-quality-life-hrql-measures-evaluation-medicinal-products_en.pdf.
[16] CDER, CBER, CDRH.Guidance for industry: patient-reported outcome measures: use in medical product development to support labeling claims: draft guidance[J]. Health Qual Life Outcomes, 2006, 4: 79.
[17] 吕宏梅，张岩波. 患者报告结局（PRO）在临床疗效评价体系中的应用与思考[J]. 医学与哲学（临床决策论坛版），2011，32：1–3.
[18] Demuro C, Clark M, Doward L, et al. Assessment of PRO label claims granted by the FDA as compared to the EMA (2006–2010) [J]. Value Health, 2013, 16: 1150–1155.
[19] CDER, CBER, CDRH. Guidance for industry patient-reported outcome measures: use in medical product development to support labeling claims [S/OL]. (2009–12–09) [2025–02–16]. https: //www.fda.gov/media/77832/download.
[20] Bansal D, Bhagat A, Schifano F, et al. Role of patient-reported outcomes and other efficacy endpoints in the drug approval process in Europe (2008–2012) [J]. J Epidemiol Glob Health, 2015, 5: 385–395.

[21] Gnanasakthy A, Norcross L, Demuro Romano C, et al. A review of patient-reported outcome labeling of FDA-approved new drugs (2016–2020): counts, categories, and comprehensibility[J]. Value Health, 2022, 25: 647–655.
[22] Li J, Fu F, Yu L, et al. Cyclin-dependent kinase 4 and 6 inhibitors in hormone receptor-positive, human epidermal growth factor receptor-2 negative advanced breast cancer: a meta-analysis of randomized clinical trials[J]. Breast Cancer Res Treat, 2020, 180: 21–32.
[23] Cardoso F, Cella D, Velikova G, et al. Quality-of-life methodology in hormone receptor-positive advanced breast cancer: Current tools and perspectives for the future[J]. Cancer Treat Rev, 2022, 102: 102321.
[24] Rugo HS, Harmer V, O'shaughnessy J, et al. Quality of life with ribociclib versus abemaciclib as first-line treatment of HR+/HER2− advanced breast cancer: a matching-adjusted indirect comparison[J]. Ther Adv Med Oncol, 2023, 15: 17588359231152843.
[25] Verma S, O'shaughnessy J, Burris HA, et al. Health-related quality of life of postmenopausal women with hormone receptor-positive, human epidermal growth factor receptor 2-negative advanced breast cancer treated with ribociclib + letrozole: results from MONALEESA–2 [J]. Breast Cancer Res Treat, 2018, 170: 535–545.
[26] Fasching PA, Beck JT, Chan A, et al. Ribociclib plus fulvestrant for advanced breast cancer: Health-related quality-of-life analyses from the MONALEESA-3 study[J]. Breast, 2020, 54: 148–154.
[27] 国家药品监督管理局药品审评中心. 患者报告结局在药物临床研发中应用的指导原则（试行）[S/OL].（2021–12–27）[2025–02–16]. https: //www.cde.org.cn/main/news/viewInfoCommon/c2f79c22e8678241b030c71523eb300c.
[28] 中国临床肿瘤学会指南工作委员会. 中国临床肿瘤学会（CSCO）乳腺癌诊疗指南2023 [M]. 北京：人民卫生出版社，2023.
[29] ESMO. ESMO metastatic breast cancer living guideline[S/OL]. (2023–05) [2025–02–16]. https: //www.esmo.org/living-guidelines/esmo-metastatic-breast-cancer-living-guideline.
[30] Rugo HS, Diéras V, Gelmon KA, et al. Impact of palbociclib plus letrozole on patient-reported health-related quality of life: results from the PALOMA–2 trial[J]. Ann Oncol, 2018, 29: 888–894.

[31] Johnston S, Martin M, Di Leo A, et al. MONARCH 3 final PFS: a randomized study of abemaciclib as initial therapy for advanced breast cancer[J]. NPJ Breast Cancer, 2019, 5: 5.

[32] Hortobagyi GN, Stemmer SM, Burris HA, et al. Updated results from MONALEESA−2, a phase Ⅲ trial of first-line ribociclib plus letrozole versus placebo plus letrozole in hormone receptor-positive, HER2-negative advanced breast cancer[J]. Ann Oncol, 2019, 30: 1842.

[33] Zhang P, Zhang Q, Tong Z, et al. Dalpiciclib plus letrozole or anastrozole versus placebo plus letrozole or anastrozole as first-line treatment in patients with hormone receptor-positive, HER2-negative advanced breast cancer (DAWNA−2): a multicentre, randomised, double-blind, placebo-controlled, phase 3 trial[J]. Lancet Oncol, 2023, 24: 646−657.

[34] Sledge GW Jr, Toi M, Neven P, et al. MONARCH 2: abemaciclib in combination with fulvestrant in women with HR+/ HER2− advanced breast cancer who had progressed while receiving endocrine therapy[J]. J Clin Oncol, 2017, 35: 2875−2884.

[35] Monahan K, Kamaraju S, Cheng YC, et al. Abstract P4−01−19: real world statistics on CDK4/6 inhibitor use in metastatic hormone receptor positive and HER2-negative breast cancer with a focus on age[J]. Cancer Research, 2023, 83(5): P4−01−19.

[36] Kappel C, Elliott MJ, Kumar V, et al. Comparative overall survival of CDK4/6 inhibitors in combination with endocrine therapy in advanced breast cancer[J]. Sci Rep, 2024, 14: 3129.

[37] Mayer EL, Ren Y, Wagle N, et al. Abstract GS3−06: GS3−06 palbociclib after CDK4/6i and endocrine therapy (PACE): a randomized phase Ⅱ study of fulvestrant, palbociclib, and avelumab for endocrine pre-treated ER+/HER2− metastatic breast cancer[J]. Cancer Research, 2023, 83(5): GS3−06.

[38] Kalinsky K, Accordino MK, Chiuzan C, et al. Randomized phase Ⅱ trial of endocrine therapy with or without ribociclib after progression on cyclin-dependent kinase 4/6 inhibition in hormone receptor-positive, human epidermal growth factor receptor 2-negative metastatic breast cancer: MAINTAIN trial[J]. J Clin Oncol, 2023, 41: 4004−4013.

[39] Kalinsky K, Bianchini G, Hamilton EP, et al. Abemaciclib plus fulvestrant vs fulvestrant alone for HR+, HER2−

advanced breast cancer following progression on a prior CDK4/6 inhibitor plus endocrine therapy: Primary outcome of the phase 3 postMONARCH trial[J]. 2024, 42: LBA1001–LBA1001.

[40] Baselga J, Campone M, Piccart M, et al. Everolimus in postmenopausal hormone-receptor-positive advanced breast cancer[J]. N Engl J Med, 2012, 366: 520–529.

[41] Modi S, Jacot W, Yamashita T, et al. Trastuzumab deruxtecan in previously treated HER2-low advanced breast cancer[J]. N Engl J Med, 2022, 387: 9–20.

[42] 中国抗癌协会国际医疗与交流分会，中国医师协会肿瘤医师分会乳腺癌学组. 晚期乳腺癌基因检测热点问题中国专家共识（2021版）[J]. 中华肿瘤杂志，2022，44（1）：60–67.

[43] Rugo HS, André F, Yamashita T, et al. Time course and management of key adverse events during the randomized phase Ⅲ SOLAR-1 study of PI3K inhibitor alpelisib plus fulvestrant in patients with HR-positive advanced breast cancer[J]. Ann Oncol, 2020, 31: 1001–1010.

[44] Bidard FC, Kaklamani VG, Neven P, et al. Elacestrant (oral selective estrogen receptor degrader) versus standard endocrine therapy for estrogen receptor-positive, human epidermal growth factor receptor 2-negative advanced breast cancer: results from the randomized phase Ⅲ EMERALD trial[J]. J Clin Oncol, 2022, 40: 3246–3256.

[45] Ghislain I, Zikos E, Coens C, et al. Health-related quality of life in locally advanced and metastatic breast cancer: methodological and clinical issues in randomised controlled trials[J]. Lancet Oncol, 2016, 17: e294–e304.

[46] Montagnese C, Porciello G, Vitale S, et al. Quality of life in women diagnosed with breast cancer after a 12-month treatment of lifestyle modifications[J]. Nutrients, 2020, 13(1): 136.

[47] Haussmann J, Nestle-Kraemling C, Bölke E, et al. Long-term quality of life after preoperative radiochemotherapy in patients with localized and locally advanced breast cancer[J]. Strahlenther Onkol, 2020, 196: 386–397.

[48] Harbeck N, Iyer S, Turner N, et al. Quality of life with palbociclib plus fulvestrant in previously treated hormone receptor-positive, HER2-negative metastatic breast cancer: patient-reported outcomes from the PALOMA-3 trial[J]. Ann Oncol, 2016, 27: 1047–1054.

[49] 国家肿瘤质控中心乳腺癌专家委员会，中国抗癌协会肿瘤药物临床研究专业委员会. CDK4/6抑制剂治疗激素受体阳性人表皮生长因子受体2阴性乳腺癌临床应用专家共识（2023版）[J]. 中华肿瘤杂志，2023，45（12）：1003–1017.

[50] Louwman WJ, Janssen-Heijnen ML, Houterman S, et al. Less extensive treatment and inferior prognosis for breast cancer patient with comorbidity: a population-based study[J]. Eur J Cancer, 2005, 41: 779–785.

[51] Jones LM, Stoner L, Brown C, et al. Cardiovascular disease among breast cancer survivors: the call for a clinical vascular health toolbox[J]. Breast Cancer Res Treat, 2013, 142: 645–653.

[52] 沈赞，邵志敏，中华医学会肿瘤学分会肿瘤支持康复治疗学组，等. 中国乳腺癌相关心脏病诊疗共识（2022年版）[J]. 中国癌症杂志，2022，32：1016–1036.

[53] Mahtani R, Lewis K, Clayton E, et al. Abstract PS7-59: Presence of comorbidities and use of concomitant medications associated with QTC prolongation/torsades de pointes in patients with HR+/HER2− advanced breast cancer[J]. Cancer Research, 2021, 81: PS7-59–PS57-59.

[54] Thein KZ, Ball S, Zaw MH, et al. Updated meta-analysis of randomized controlled trials (RCTs) to determine the CDK 4/6 inhibitors associated venous thromboembolism (VTE) risk in hormone receptor-positive breast cancer (BC) patients[J]. Annals of Oncology, 2018, 29: viii606.

[55] Infante JR, Cassier PA, Gerecitano JF, et al. A Phase Ⅰ study of the cyclin-dependent kinase 4/6 inhibitor ribociclib (LEE011) in patients with advanced solid tumors and lymphomas[J]. Clin Cancer Res, 2016, 22: 5696–5705.

[56] Samuel SM, Varghese E, Varghese S, et al. Challenges and perspectives in the treatment of diabetes associated breast cancer[J]. Cancer Treat Rev, 2018, 70: 98–111.

[57] Chappell JC, Turner PK, Pak YA, et al. Abemaciclib inhibits renal tubular secretion without changing glomerular filtration rate[J]. Clin Pharmacol Ther, 2019, 105: 1187–1195.

[58] Lagampan C, Poovorawan N, Parinyanitikul N. Lactic acidosis, a potential toxicity from drug-drug interaction related to concomitant ribociclib and metformin in preexisting renal insufficiency: A case report[J]. Cancer Rep (Hoboken), 2022,

5: e1575.

[59] Li N, Zhong QQ, Yang XR, et al. Prognostic value of hepatitis B virus infection in very young patients with curatively resected breast cancer: analyses from an endemic area in China[J]. Front Oncol, 2020, 10: 1403.

[60] 吴玉团，孔令泉，厉红元，等. 乳腺癌患者化疗性脂肪肝和乙肝病毒再激活的防治［J］. 中华内分泌外科杂志，2017，5: 426–429.

[61] Nseir W, Abu-Rahmeh Z, Tsipis A, et al. Relationship between non-alcoholic fatty liver disease and breast cancer[J]. Isr Med Assoc J, 2017, 19: 242–245.

[62] Bilici A, Ozguroglu M, Mihmanli I, et al. A case-control study of non-alcoholic fatty liver disease in breast cancer[J]. Med Oncol, 2007, 24: 367–371.

[63] Howie LJ, Singh H, Bloomquist E, et al. Outcomes of older women with hormone receptor-positive, human epidermal growth factor receptor-negative metastatic breast cancer treated with a CDK4/6 inhibitor and an aromatase inhibitor: an FDA pooled analysis[J]. J Clin Oncol, 2019, 37: 3475–3483.

[64] 葛睿，王碧芸，江泽飞，等. 乳腺癌CDK4/6抑制剂相关性不良反应管理共识［J］. 中华肿瘤杂志，2022，12: 1296–1304.

[65] 国家医疗保障局、人力资源和社会保障部. 国家基本医疗保险、工伤保险和生育保险药品目录（2023年）［S/OL］.（2023-12-15）［2025-02-16］. https://www.mohrss.gov.cn/xxgk2020/fdzdgknr/shbx_4216/gsbx/202401/P020240117600180317106.pdf.

www.ingramcontent.com/pod-product-compliance
Lightning Source LLC
LaVergne TN
LVHW070625061026
849580LV00019B/2979
9787547871041